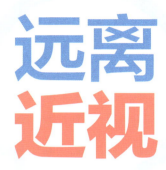

指导编写	国家疾病预防控制局卫生免疫发规划司
主　编	陶芳标
副主编	（以姓氏笔画为序）
	马　军　王　凯　王宁利　毕宏生　许　迅　施小明
编　委	（以姓氏笔画为序）
	丁库克　马　军　王　凯　王宁利　毕宏生　伍晓艳
	许　迅　许韶君　李　岩　李仕明　李晓恒　吴西西
	何鲜桂　邹海东　宋　逸　张　欣　范　奕　罗春燕
	星　一　施小明　钱学翰　郭　欣　陶芳标　陶舒曼
	潘臣炜　戴　政
参编人员	朱元多　刘思辰　唐小哲

人民卫生出版社

·北京·

版权所有，侵权必究！

图书在版编目（CIP）数据

远离近视　预防为先 / 陶芳标主编. -- 北京 ：人民卫生出版社，2024. 9. -- ISBN 978-7-117-36895-7

Ⅰ. R778. 1

中国国家版本馆 CIP 数据核字第 2024WD3335 号

| 人卫智网 | www.ipmph.com | 医学教育、学术、考试、健康，购书智慧智能综合服务平台 |
| 人卫官网 | www.pmph.com | 人卫官方资讯发布平台 |

远离近视　预防为先
Yuanli Jinshi Yufang Weixian

主　　编：陶芳标
出版发行：人民卫生出版社（中继线 010-59780011）
地　　址：北京市朝阳区潘家园南里 19 号
邮　　编：100021
E - mail：pmph @ pmph.com
购书热线：010-59787592　　010-59787584　　010-65264830
印　　刷：北京顶佳世纪印刷有限公司
经　　销：新华书店
开　　本：710×1000　1/16　　印张：6
字　　数：72 千字
版　　次：2024 年 9 月第 1 版
印　　次：2024 年 11 月第 1 次印刷
标准书号：ISBN 978-7-117-36895-7
定　　价：50.00 元

打击盗版举报电话：010-59787491　　E-mail：WQ @ pmph.com
质量问题联系电话：010-59787234　　E-mail：zhiliang @ pmph.com
数字融合服务电话：4001118166　　　E-mail：zengzhi @ pmph.com

前 言

我国儿童青少年近视患病率位居世界前位，且伴随低龄化及重度化趋势。党和政府高度重视儿童青少年近视问题，为贯彻落实习近平总书记关于学生近视问题的重要指示批示精神，2018年教育部等八部门联合印发《综合防控儿童青少年近视实施方案》，近视防控上升为国家行动。

自《综合防控儿童青少年近视实施方案》发布以来，全国各级教育和卫生健康行政部门、专业技术人员、学校及家长等各方积极开展综合性、具有地方特色的近视防控行动，近视防控初步取得实质性成效。因此，国家疾病预防控制局在全面总结评价《综合防控儿童青少年近视实施方案》发布5年来的实践经验和近视防控最新科研证据的基础上，组织安徽医科大学等专业团队制定《儿童青少年近视防控公共卫生综合干预技术指南》（以下简称《指南》）。

近视是可防、可控但难以治愈的一种屈光不正，如果只矫正不预防，既不能降低近视的患病率，也不能减少近视的发病率，因此必须坚持"预防为主"。然而，社会大众对近视防控的认识仍存在一些误区，如重视矫正、轻视预防，寄希望于矫正技术，忽视简便易行的公共卫生预防措施。"重治轻防"是实现我国近视防控既定目标的一大障碍。

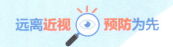

  如何将专业性很强的《指南》传授给社会大众，将近视防控知识、技能转化为社会大众的健康素养，则需要科学普及，根植于科普创作和全域科普行动。我们编写的《远离近视　预防为先》是以《指南》为基础，旨在开展系统深入的近视防控科普教育，传播科学近视防控理念，普及科学近视防控知识，提供具有可操作性的近视防控公共卫生干预技术，全面提高全人群的眼健康素养。本书以"口诀"为引导，将相关知识、技能和自我训练与感悟等内容以图文并茂的形式呈现，力求与现实生活一致，与学校和家庭环境一致，有助于读者理解和掌握。将近视防控的知识融入日常生活，提高近视防控行为的可操作性，将近视预防知识落实于行为，实现知识与行为相结合。增强"预防为先"的意识，突出"近视可防、可控、可矫正，难治愈"的主基调，使读者形成预防胜于矫正的思想。

  由于编写时间较为紧张，编写水平有限，书中难免存在疏漏之处，恳请广大读者给予批评和指正。

编者
2024 年 4 月

目 录

第一章 近视现象与危害 /1

第二章 近视病因新知 /9

第三章 良好用眼行为 /21

第四章 视觉友好环境 /31

第五章 日间户外 2 小时 /43

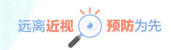

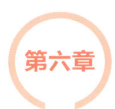
第六章 体育锻炼 1 小时 / 51

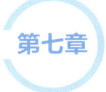
第七章 视力筛查与建档 / 57

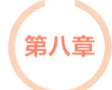
第八章 近视预警管理 / 63

第九章 科学矫正视力 / 69

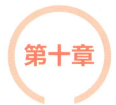
第十章 近视重度化与并发症预防 / 79

第一章　近视现象与危害

近视高发低龄化，抓早抓小最重要；
近视进展须提防，高度近视多烦恼；
远物常常看不清，生活择业受困扰；
可防可控不可逆，分类分级来指导。

我国儿童青少年近视患病率居世界前位，并伴随低龄化和重度化趋势。近视重度化或进展速度快可增加致盲风险。近视可预防、可矫正但难以治愈，因此，必须及早预防，根据近视分类指导制定相应的预防和控制措施。

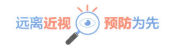

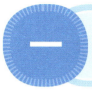 **近视高发低龄化，抓早抓小最重要**

近视是最常见的视力障碍。国家疾控局监测数据显示：2022年我国儿童青少年总体近视率为 51.9%，其中，小学 36.7%，初中 71.4%，高中 81.2%（图1）。

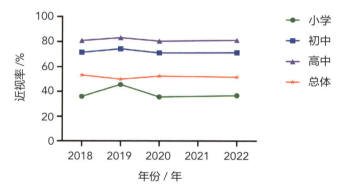

图1　2018—2022年我国中小学生筛查性近视患病率

2010—2019年全国学生体质与健康调研数据显示，我国 7~18 岁儿童青少年近视增速峰值年龄不断提前。2010年，近视率增长速度在 12 岁时最高（6.6%），2014 年提前至 10 岁（6.9%），2019 年提前至 7 岁（10.9%）。城市儿童青少年在 2014 年近视增速峰值年龄提前至 7 岁（7.9%），到 2019 年时仍为 7 岁，但增长速度提升至 12.7%；乡村儿童青少年 2014 年近视增速峰值年龄为 11 岁（6.9%），2019 年提前至 8 岁（9.2%）。女生在 2019 年近视增速峰值年龄提前至 7 岁（13.0%），男生在 2019 年近视增速峰值年龄提前至 8 岁（8.8%）。

第一章 近视现象与危害

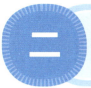

近视进展须提防，高度近视多烦恼

当人眼在调节静止即放松状态下，外界的平行光线经眼球屈光系统后聚焦在视网膜之前就会形成近视（图2）。

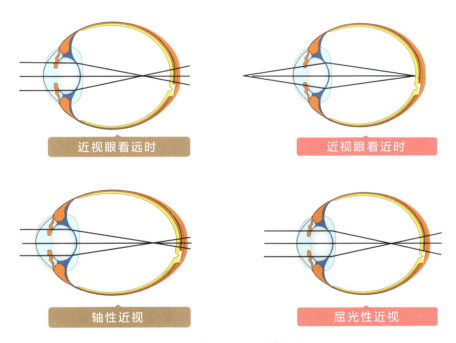

图2 轴性近视和屈光性近视

轴性近视：由于眼轴延长，眼轴长度超出正常范围，角膜和晶状体等眼其他屈光成分屈光力基本在正常范围。中小学生近视以轴性近视为主。

屈光性近视：主要由于角膜或晶状体屈光力过大或各屈光成分的屈光指数异常，屈光力超出正常范围，而眼轴长度基本在正常范围。

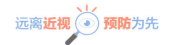

近视进展不加以控制，将很快从低度近视发展到高度近视，而高度近视增加致盲风险。

 远物常常看不清，生活择业受困扰

当儿童青少年发生近视后，会出现一些眼部症状，并会影响到日常学习与生活。

（一）视力下降

近视的主要表现是看远处物体模糊不清，看近处物体清晰（图3）。

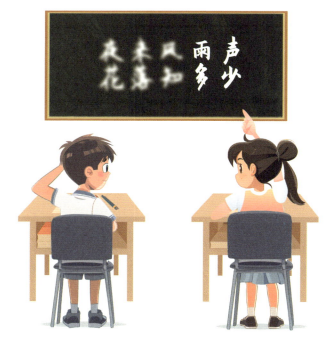

图3　视力下降

（二）视疲劳

当近距离工作时间过长，睫状肌过度收缩而引起调节紧张，会导致肌性视疲劳，主要表现为眼睛酸胀、干涩和疲劳等（图4）。

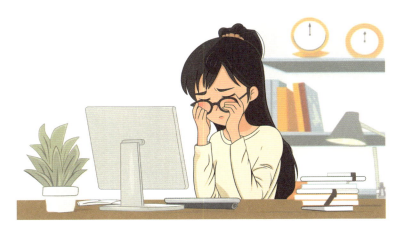

图4　视疲劳

（三）日常学习、生活和就业选择受影响

近视者学习时更容易视疲劳，可能会导致学习效率下降。

近视者在参加各类运动时也会受到很多阻碍，譬如足球、篮球、游泳等，且高度近视者，进行高强度运动时，还存在视网膜脱离的风险。

近视者可能会因为看不清发生意外伤害、人际交流障碍等，严重影响生活质量。

儿童青少年近视还可能会影响到未来求职就业。航空航天、精密制造、军事、消防等行业均对视力有较高的要求。长此以往可能会影响国家经济收入，增加医疗成本，甚至关系到国家安全稳定（图5）。

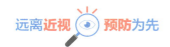

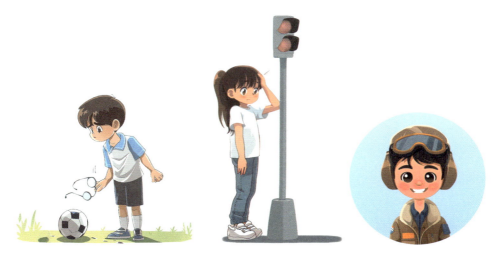

图 5　近视影响生活

四　可防可控不可逆，分类分级来指导

（一）近视可防、可控，但不可逆转

近视可防、可控，但不可逆转，难以治愈。近视可以通过培养良好用眼行为、增加日间户外活动时间、保证良好视觉环境和定期监测等方法来预防。已经近视的儿童青少年应通过科学矫正、定期随访、保持良好用眼行为等来控制近视进展。

（二）根据近视分类防控近视发生发展

根据睫状肌麻痹（散瞳）后验光仪测定的等效球镜（spherical equivalent，SE）度数判断近视度数，可以将近视分为近视前期、低度近视、中度近视和高度近视四类（图6）。

1. 近视前期

－0.50 D ＜ SE ≤ ＋0.75 D（远视 75 度～近视 50 度）。

2. 低度近视

－3.00 D ＜ SE ≤ －0.50 D（近视 50～300 度）。

3. 中度近视

－6.00 D ＜ SE ≤ －3.00 D（近视 300～600 度）。

4. 高度近视

SE ≤ －6.00 D（近视 600 度以上）。

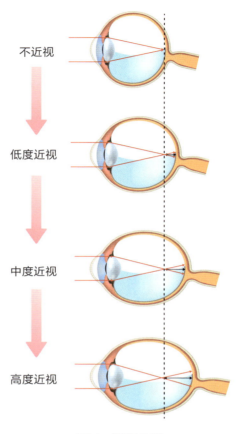

图 6　近视分类

根据近视不同分类，及时关注儿童青少年视力健康状况，早期发现近视的倾向或趋势，制订可行的干预措施，减缓近视快速和重度化发展。

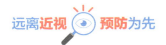

连一连

将下面（图7）的近视度数与合适的近视图片相匹配起来吧！

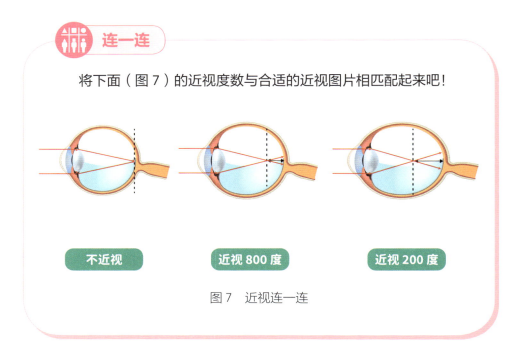

不近视　　　　近视800度　　　　近视200度

图7　近视连一连

第二章　近视病因新知

近视病因尚不明，多种因素待探讨；
遗传因素作用小，行为环境占主导；
远视储备年龄配，防止远视早消耗；
近视防控千万条，预防为主第一条。

近视是由遗传因素、环境因素和行为因素共同作用的结果，但遗传因素不是近视高发的主要原因，行为与环境因素在近视的发生发展中占主导作用。因此，应该坚持预防为主的原则，防控近视发生发展。

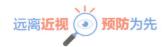

一、近视病因尚不明，多种因素待探讨

近视是由多因素导致的疾病，主要由远端因素、中间因素和近端因素共同作用导致（图8）。

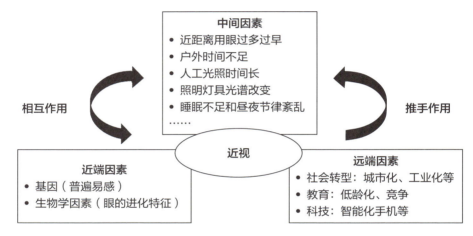

图8 近视病因模型

（一）近端因素

主要指遗传因素和眼生物进化特征，如遗传变异、父母近视状况以及眼睛由看远和预警功能演变为看近为主。

（二）中间因素

主要指环境与行为因素，包括日间户外时间不足、近距离用眼过多过早、室内采光照明不佳、睡眠不足和昼夜节律紊乱等。

（三）远端因素

主要指社会环境因素，包括工业化和城市化进程加快、教育压力、科技的"双刃剑"效应如智能手机等。

二、遗传因素作用小，行为环境占主导

（一）遗传因素

儿童青少年对近视普遍易感。一般来说，父母双方近视、一方近视与父母不近视相比，其子女近视风险增加。但这并不能完全归因于遗传因素，近视风险不仅可通过父母的基因传递给子女，近视父母的行为与养育方式也会增加子女近视风险，环境因素可能是遗传因素与近视关联的中介，即遗传养育效应。然而，父母近视的孩子也不一定会患近视（图9）。

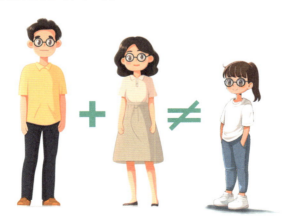

图9　父母近视与儿童近视

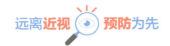

值得注意的是，近视遗传归因占比仅仅为 15%～18%，与一般慢性病的遗传归因一致，并不是儿童青少年近视发生发展的主要原因。

（二）眼生物进化特征

从进化视角来看，日常用眼由主要看远和发现远处的危险，慢慢演变为当今社会看近为主（图10），这也是近视率增高的原因之一。

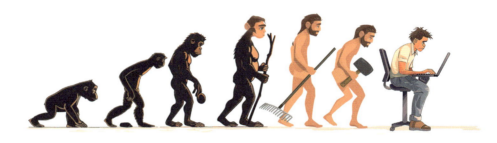

图10　进化

（三）行为与环境因素

1. 日间户外活动时间不足

日间户外活动时间不足是导致近视发生发展的重要因素。每天保证2小时以上日间户外活动是有效预防近视发生发展的关键手段。

户外光照（图11）可促进视网膜多巴胺分泌，从而抑制眼轴伸长，减缓近视发生。户外视野开阔，可降低周边远视性离焦的发生。看远的时候（5 m外），正视眼（或近视完全矫正）焦点成像在视网膜上，这时候是没有调节的，也没有周边远视性离焦。周边远视性离焦会促使眼轴变长，加快近视发生发展。

第二章　近视病因新知

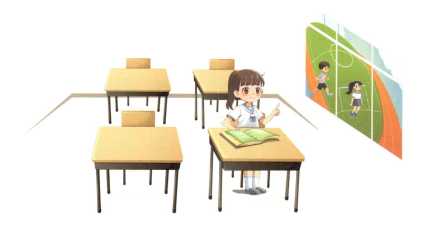

图 11　日间户外活动

 知识拓展　"光照/紫外线-多巴胺-减缓眼轴伸长"假说

眼睛中的多巴胺主要由视网膜上的无长突细胞和网间细胞分泌。多巴胺具有光依赖性，户外环境中的高强度光照和丰富的紫外线能够增强神经元的活动，促进视网膜多巴胺的分泌，视网膜中的多巴胺分泌增加可以触发视网膜或脉络膜释放一氧化碳等其他递质来诱导脉络膜增厚，减缓眼轴的增长，从而抑制近视的发生发展（图12）。

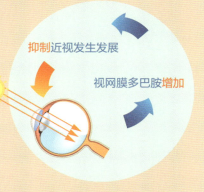

图 12　视网膜多巴胺

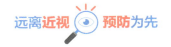

2. 近距离用眼过多过早

由于社会环境的变化，儿童青少年过早接受"竞争化"教育，过多的近距离用眼会加快远视储备的消耗，增加近视的风险。随着科技和经济的发展，儿童青少年过早接触到手机、电视等电子设备，也会增加近距离用眼时间，从而增加近视风险（图13）。

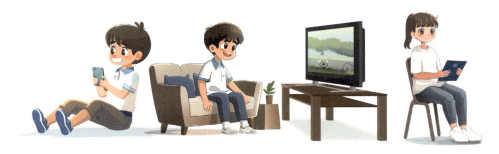

图13　近距离用眼

3. 采光照明改变

室内人工照明与户外自然光具有不同的光学参数（图14）。在光照强度上，自然光的照度可以达到13万 lx，在阴天或多云的情况下可以达到1.5万 lx，而室内照明照度仅几百勒克斯。在色温上，晴天自然光的色温范围是从日出和日落时的约2 000 K到中午时的10 000 K，而室内照明色温为2 700～6 500 K。在光谱成分上，冷白光发光二极管（light emitting diode，LED）会发出更多光谱范围在430 nm和500 nm之间的蓝光。415～455 nm光谱波段被认为对视网膜有害。在24小时昼夜变化中，户外自然光的照度、色温和光谱成分会周期性变化，而大多数人工照明都是基于工厂设置的固定光学参数。

第二章 近视病因新知

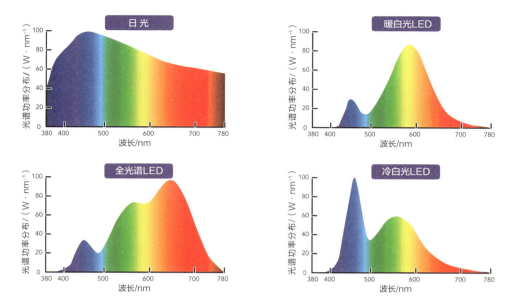

图 14 光谱

4. 睡眠不足和昼夜节律紊乱

儿童青少年睡眠时间普遍缩短，周末与学习日的作息时间不一致，社会时差增大。夜间人工照明、电子产品的使用等容易造成昼夜节律的紊乱（图 15），这些均能增加近视发生的风险。

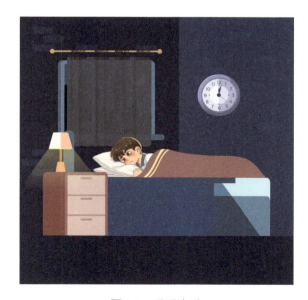

图 15 睡眠紊乱

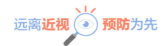

知识拓展

社会时差是什么？

2006年马克·维特曼（Marc Wittmann）等首次提出了社会时差（social jet lag，SJL）概念。社会时差是用来描述睡眠状态的参数值，是个体生物钟与其生活工作作息之间的"时差"。具体表现为睡眠模式逐渐向晚睡模式转变，而社会鼓励早起以适应学习及工作时间，导致了工作日和周末睡眠时间的错位。

社会时差＝｜（周末觉醒时点 - 周末入睡时点）/2 -（学习日觉醒时点 - 学习日入睡时点）/2｜，数值越大，社会时差越严重（图16）。

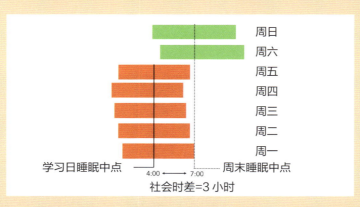

图16　社会时差计算示意图

（四）社会与文化因素

行为和环境因素的出现往往有社会与文化因素的推手作用，如社会转型、科技"双刃剑"及教育压力等。

1. 社会转型

由于城市化进程加快,儿童青少年的身体活动时间和走路上下学时间减少,户外活动减少,近视发生风险增加。另外,工业化和城市化导致大多地区的绿化程度降低,而研究发现住宅周边 100 m 缓冲区内较高的绿化水平与较低的近视风险有关(图 17)。

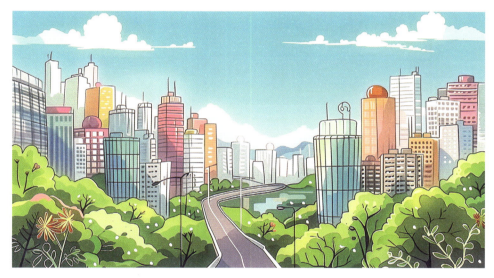

图 17　城市

2. 科技"双刃剑"效应

手机、平板、电脑等电子产品的普及虽然给学习和生活带来了极大的便利,但过早过度地接触电子产品会导致儿童青少年近距离用眼时间过长,电子屏幕的特点是直射光、富蓝光、高对比、有眩光等,容易造成视觉疲劳及视觉损伤,增加近视的风险(图 18)。

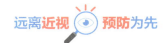 远离近视 预防为先

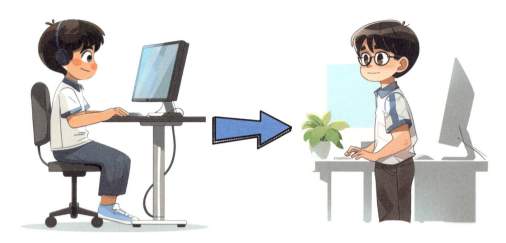

图 18 科技"双刃剑"效应

3. 教育压力

教育的"内卷化"和多重压力与近视率的增高有关（图 19）。这也可能受到户外活动时间更少以及近距离用眼时间更长的影响。

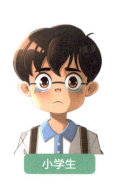 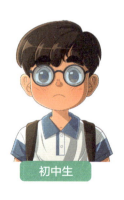 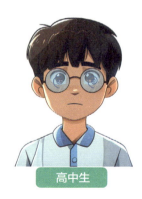

小学生　　初中生　　高中生

图 19 中小学生

三 远视储备年龄配，防止远视早消耗

当婴儿出生时，眼轴相对较短，他们的双眼处于生理性远视状态，即远视储备。随着生长发育，眼轴会逐渐变长，远视度数逐渐降低而趋于正视，称之为"正视化过程"。

正视化前的远视大多为生理性远视，是一种"远视储备"，可理解为"对抗"发展为近视的"缓冲区"。远视储备采用睫状肌麻痹（散瞳）后电脑验光，以等效球镜度（球镜屈光度数 + 1/2 柱镜屈光度数）表示。儿童在不同的年龄阶段会有不同的远视储备量，可供视力损耗，保护其不患近视。当远视储备量不足时，如 4~5 岁的儿童生理屈光度为 + 2.00 D ~ + 2.50 D，则有 200~250 度的远视储备量，如果此年龄段儿童的生理屈光度只有 + 0.50 D，即 50 度远视储备量，则意味着其远视储备量消耗过多，有可能较早出现近视（图 20）。因此，必须防止远视储备量过早过多消耗。

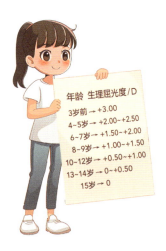

图 20　远视储备

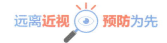

四 近视防控千万条，预防为主第一条

近视可防、可控但难以治愈，只矫正不预防既不能降低近视的患病率，也不能减少近视的发病率，因此必须坚持"预防为主"。

 想一想

如何维护一双明亮的眼睛呢（图21），我们可以做哪些呢？请填写在右侧方框内。

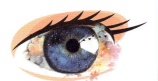

1.
2.
3.
4.
5.
……

图21 维护明亮眼睛

第三章 良好用眼行为

电子屏幕少接触,时间屏距控制好;
一拳一尺和一寸,读写姿势要记牢;
动静相宜调节好,劳逸结合有必要;
夜间睡觉不开灯,早睡早起精神足。

儿童青少年应树立"每个人都是自身健康第一责任人"的意识,养成良好用眼行为和健康生活方式。做到读写姿势端正,有意识控制电子产品使用时间,强化户外活动和体育锻炼,保持规律睡眠,及时纠正不良用眼行为,维护视力健康。

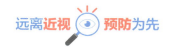

一 电子屏幕少接触，时间屏距控制好

（一）电子产品选择

儿童青少年在选择屏幕时，尽可能选择大屏幕的电子产品，优先次序为投影仪、电视、台式电脑、笔记本电脑、平板电脑、手机。应选择屏幕分辨率高、清晰度适合的电子产品。使用电子产品时，调节亮度至眼睛感觉舒适，不要过亮或过暗。

（二）电子产品使用时间

使用电子产品学习 30～40 分钟后，应休息远眺放松 10 分钟，非学习目的使用电子产品每次不超过 15 分钟，每天不宜超过 1 小时。

（三）电子产品屏幕距离

投影仪的观看距离应在 3 m 以上（图 22）；电视的观看距离不小于屏幕对角线距离的 4 倍，电脑的水平观看距离不小于 50 cm，手机的观看距离不小于 40 cm。

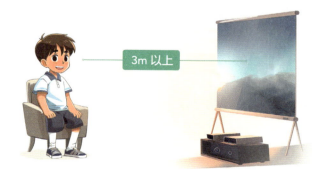

图 22 儿童青少年观看投影

二 一拳一尺和一寸，读写姿势要记牢

儿童青少年读书写作业时，读写姿势要保持"一尺、一拳、一寸"（图23），即眼睛距离书本约一尺（约33 cm），胸部距离课桌约一拳（6~7 cm），握笔的指尖距离笔尖约一寸（约3.3 cm）。

切勿在走路、吃饭、卧床时、晃动的车厢内、光线暗弱或阳光直射等情况下看书写字（图24）。

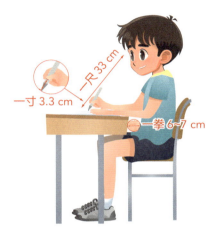

图23 正确读写坐姿

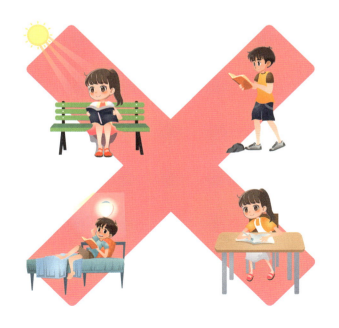

图24 不正确读写姿势

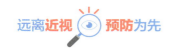

三　动静相宜调节好，劳逸结合有必要

对于中小学生，近距离持续用眼30～40分钟之后，应休息10分钟；对于学龄前儿童，近距离持续用眼15～20分钟之后，应休息10分钟。通过远眺、做眼保健操或起身活动等一种方式或多种方式放松眼睛（图25）。

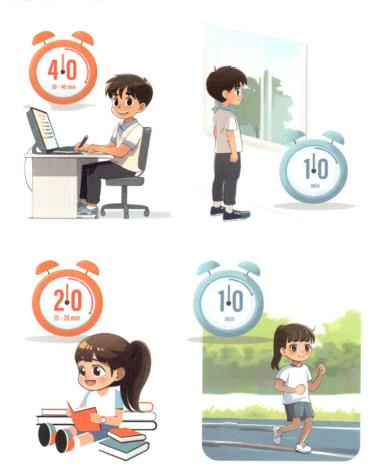

图25　劳逸结合

第三章 良好用眼行为

四　夜间睡觉不开灯，早睡早起精神足

（一）夜间睡眠避免灯光

光照是影响昼夜节律的重要因素，夜间昏暗光线有利于褪黑素的分泌，而褪黑素分泌节律延迟，不利于儿童青少年的眼球屈光发育，可能会增加近视风险。因此夜间应在黑暗环境下睡眠（图26）。

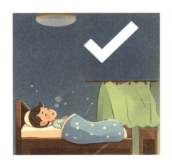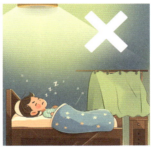

图 26　夜间睡眠避免灯光

（二）合理制定睡眠时间表

根据不同年龄段学生身心发展特点，小学生每天睡眠时间应达到 10 小时，初中生应达到 9 小时，高中生应达到 8 小时。

合理安排学生就寝时间。在保证学生睡眠时间要求的前提下，结合学生个体睡眠状况、午休时间等实际情况，促进学生自主管理、规律作息、按时就寝。小学生就寝时间一般不晚于 21:20；初中生一般不晚于 22:00；高中生一般不晚于 23:00。

上学日和周末均应规律作息，避免社会时差过大。

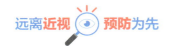

远离近视 预防为先

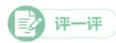

评一评

根据儿童青少年的学段，选用适合的用眼行为评价表（表1、表2），评估用眼行为。

表1 幼儿园和小学1～3年级学生用眼行为评价表（家长版）

请家长认真阅读下面的每一个句子，判断您的孩子是否符合句中的描述，在相应的评价上打"√"。	评价		
	做到	有时做到	做不到
1. 在校内，小学低年级学生每天走出教室到户外接触自然光的时间大于1小时，幼儿园学生大于2小时			
2. 在校外，孩子每天走路或户外玩耍等接触自然光的时间大于1小时			
3. 课间10分钟，孩子会主动或由教师带领走出教室，"目"浴阳光			
4. 不是用于课业学习目的时，孩子每次使用电子产品时间不超过15分钟			
5. 不是用于课业学习目的时，孩子在上小学前尽量避免使用电子产品，小学低年级的孩子每天使用电子产品时间控制在1小时内			
6. 看电视时，孩子观看距离不小于屏幕对角线距离的4倍			
7. 用电脑时，孩子眼睛距离电脑显示屏大于50 cm			
8. 孩子至少有一种户外运动或锻炼的爱好			
9. 幼儿园学生持续看书20分钟、小学低年级学生读书写字40分钟，通过远眺／轻微活动／户外活动／做眼保健操等一种方式或多种方式放松眼睛			

续表

请家长认真阅读下面的每一个句子,判断您的孩子是否符合句中的描述,在相应的评价上打"√"。	评价		
	做到	有时做到	做不到
10. 在寒暑假,孩子完成体育家庭作业			
11. 孩子每天睡眠时间不少于 10～11 小时			
12. 孩子在周末平均上床睡觉时间与上学日相比差值通常不超过 1 小时			
13. 夜晚读写时,孩子同时打开房间顶灯和台灯			
14. 孩子不在躺卧的情况下看书或使用电子产品			
15. 读写时,孩子能做到眼睛距离书本约一尺(约 33 cm)、胸部距离课桌约一拳(6～7 cm)、握笔的指尖距离笔尖约一寸(约 3.3 cm)			

注:1. "做不到"计 0 分,"有时做到"计 1 分,"做到"计 2 分。

2. 累计总分≤19 分,用眼行为不良;累计总分 20～27 分,用眼行为一般;累计总分≥28 分,用眼行为良好。

表2 小学 4～6 年级与中学生用眼行为评价表(学生版)

请认真阅读下面的每一个句子,判断你的行为是否符合句中的描述,在相应的评价上打"√"。	评价		
	做到	有时做到	做不到
1. 在校内,我每天走出教室到室外接触自然光的时间大于 1 小时			
2. 在校外,我每天走路或户外玩耍等接触自然光的时间大于 1 小时			

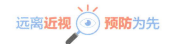

续表

请认真阅读下面的每一个句子,判断你的行为是否符合句中的描述,在相应的评价上打"√"。	评价		
	做到	有时做到	做不到
3. 课间 10 分钟,我会主动走出教室,"目"浴阳光			
4. 不是用于课业学习目的时,我每次使用电子产品的时间不超过 15 分钟			
5. 不是用于课业学习目的时,我每天使用电子产品的时间控制在 1 小时内			
6. 看电视时,我的观看距离不小于屏幕对角线距离的 4 倍			
7. 用电脑时,我的眼睛距离电脑显示屏大于 50 cm			
8. 我至少有一种户外运动或锻炼的爱好			
9. 持续读书写字 40 分钟后,我通过远眺 / 轻微活动 / 户外活动 / 做眼保健操等一种方式或多种方式放松眼睛			
10. 在寒暑假,我完成体育家庭作业			
11. 我每天保证睡眠时间(小学生 10 小时、初中生 9 小时、高中生 8 小时)			
12. 我在周末平均起床时间与上学日相比差值通常不超过 1 小时			
13. 夜晚读写时,我同时打开台灯和房间顶灯			
14. 我不在躺卧的情况下看书或使用电子产品			
15. 读写时,我的眼睛距离书本约一尺(约 33 cm)、胸部距离课桌约一拳(6～7 cm)、握笔的指尖距离笔尖约一寸(约 3.3 cm)			

续表

请认真阅读下面的每一个句子,判断你的行为是否符合句中的描述,在相应的评价上打"√"。	评价		
	做到	有时做到	做不到
16. 发现自己视力异常（如看不清黑板上的字/眼睛经常干涩/经常揉眼）时，我及时告诉家长			

注：1. "做不到"计 0 分，"有时做到"计 1 分，"做到"计 2 分。

2. 累计总分 ≤ 18 分，用眼行为不良；累计总分 19～29 分，用眼行为一般；累计总分 ≥ 30 分，用眼行为良好。

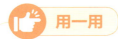 用一用

针对评价表得出的具体风险因素，使用相关适宜技术，促进儿童青少年良好用眼行为养成，例如，眼保健操（图27）和正确读写姿势图解（图28）等。

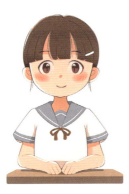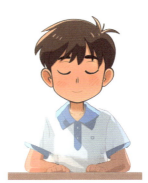

快和我们一起来做眼保健操吧！

图 27　眼保健操

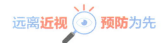

正确读写姿势图解

正确的看书写字姿势

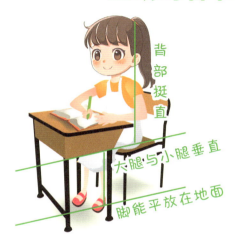

执笔和坐姿要领

头正 头部端正，自然前倾，眼睛距离桌面大于30厘米。

臂开 双臂自然下垂，左右撑开，保持一定的距离。左手按纸，右手握笔。

身直 身体坐稳，双肩放平，上身保持正直，略微向前倾，胸离桌子一拳头，全身要放松、自然。

脚平 两脚放平，左右分开，自然踏稳。

正确的握笔姿势

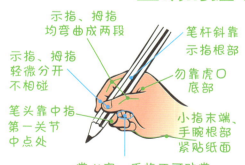

握笔要领

笔杆应放在拇指、示指和中指的三个指梢之间，示指在前，拇指在左后，中指在右下。

示指应较拇指低些，并且两者不相碰，手指尖距笔尖约3厘米，笔杆斜靠在示指根部关节处。

执笔要做到"指实掌虚"，就是手指握笔要实，掌心要空。

制作单位：安徽医科大学公共卫生学院"儿童近视精准防控技术与示范应用研究"课题组

图28 正确读写姿势图解

第四章　视觉友好环境

学校采光照明佳，桌椅高度定期调；
现行标准供参照，视觉环境家庭造；
电子产品须控制，夜间避免蓝光扰；
社区配置应齐全，亲子活动润心田。

视觉环境是近视的影响因素之一。科学指导学校、家庭和社区打造视觉友好环境，包括采光照明、可调节式课（书）桌椅、电子产品使用、社区配置等多个方面，是防控儿童青少年近视的重要手段之一。

远离近视 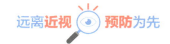 预防为先

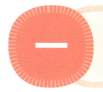 **学校采光照明佳，桌椅高度定期调**

（一）学校采光照明符合标准

学校应根据 GB 7793—2010《中小学校教室采光和照明卫生标准》为学生提供良好的采光与照明环境。

教室黑板应设局部照明灯，其平均垂直照度应不低于 500 lx，照度均匀度应不低于 0.8。

教室课桌面的平均照度应不低于 300 lx，其照度均匀度应不低于 0.7。

为了减少照明光源引起的直接眩光，教室不宜采用裸灯照明，灯具距课桌面的最低悬挂高度应不低于 1.7 m（图 29）。

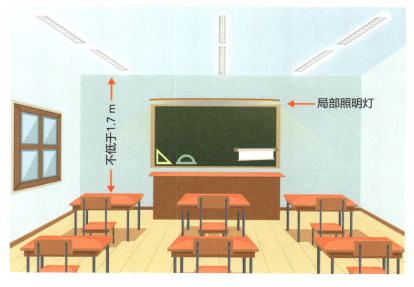

图 29　教室照明

（二）定期调整课桌椅

每个教室应根据学生身高范围配备可调节式课桌椅或 2～3 种型号课桌椅，同型号课桌椅可成列摆放，根据学生身高和坐高（图 30），每学期对课桌椅高度进行 1 次个性化调整。

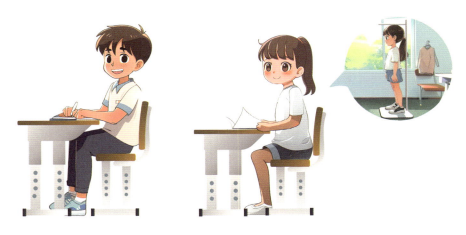

图 30　学生坐高和身高

按照学生座位视角、教室采光照明状况和学生视力变化情况，学校每月至少调换 1 次学生座位。

现行标准供参照，视觉环境家庭造

课桌摆放应使其长轴与窗户垂直，白天学习时自然光线从写字手对侧射入，避免阳光直射，桌面的平均照度值不低于 300 lx（图 31）。

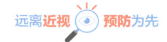

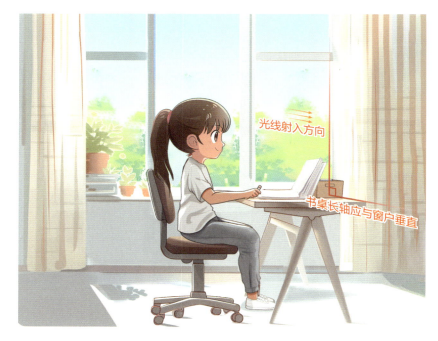

图31 家庭视觉环境

家长应根据儿童青少年生长发育变化以及GB/T 3976—2014《学校课桌椅功能尺寸及技术要求》，定期调整课桌椅高度（表3）。

表3 中小学生课桌椅各型号的标准身高及身高范围

课桌椅型号	桌面高 /cm	座面高 /cm	标准身高 /cm	学生身高范围 /cm
0号	79	46	187.5	≥ 180
1号	76	44	180.0	173 ~ 187
2号	73	42	172.5	165 ~ 179
3号	70	40	165.0	158 ~ 172
4号	67	38	157.5	150 ~ 164
5号	64	36	150.0	143 ~ 157
6号	61	34	142.5	135 ~ 149
7号	58	32	135.0	128 ~ 142
8号	55	30	127.5	120 ~ 134

第四章 视觉友好环境

续表

课桌椅型号	桌面高/cm	座面高/cm	标准身高/cm	学生身高范围/cm
9号	52	29	120.0	113～127
10号	49	27	112.5	≤119

资料来源：GB/T 3976—2014《学校课桌椅功能尺寸及技术要求》

注：1. 标准身高系指各型号课桌椅最具代表性的身高。对正在生长发育的儿童青少年而言，常取各身高段的组中值；

2. 学生身高范围厘米以下四舍五入。

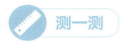

为您的孩子测量身高（图32），匹配合适的课桌椅。

您的孩子身高为 _____ cm，他应该使用 _____ 号课桌椅。

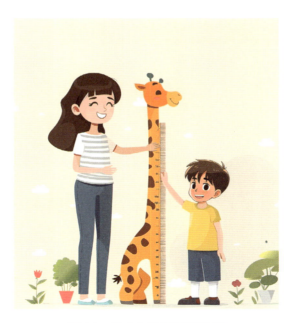

图32 母亲为孩子测量身高

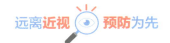

为儿童青少年配备通过国家强制性产品认证（即3C认证）的台灯（图33），儿童青少年在晚间学习时除使用台灯照明外还应开顶灯。

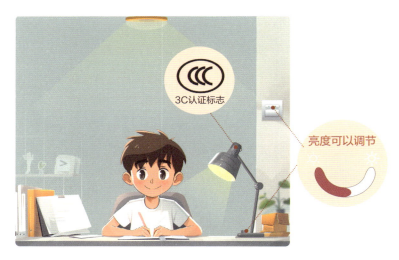

图33　3C认证台灯

 电子产品须控制，夜间避免蓝光扰

多媒体教室宜选择大尺寸投影仪或电脑屏幕（图34）。相同屏幕尺寸情况下，选择屏幕分辨率高的产品。投影仪在黑板前方，显示屏幕分辨率，最大屏幕亮度和亮度对比度分别应不小于200 cd/m^{2}和500∶1。

第四章 视觉友好环境

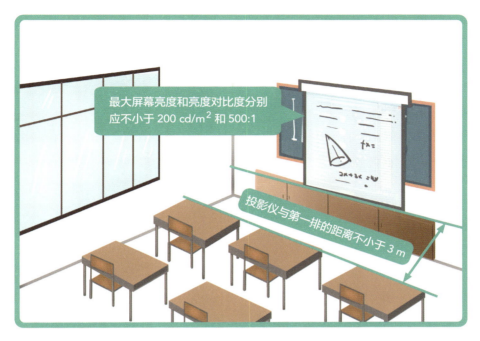

图 34 多媒体教室

投影仪的观看距离不小于 3 m；电视的观看距离不小于屏幕对角线距离的 4 倍，电脑的水平观看距离不小于 50 cm，手机的观看距离不小于 40 cm（图 35）。

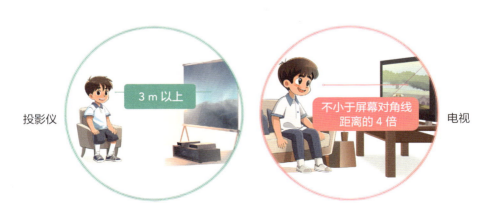

图 35 儿童青少年观看电子产品距离要求

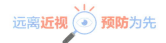

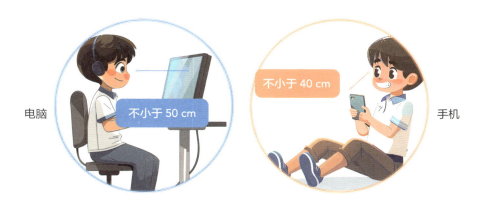

图 35（续）

儿童青少年卧室不摆放电视、电脑，夜间使用避光窗帘，不开夜灯睡觉（图 36）。引导儿童青少年在夜间避免或减少暴露在高亮度、富蓝光的电子产品光线下。

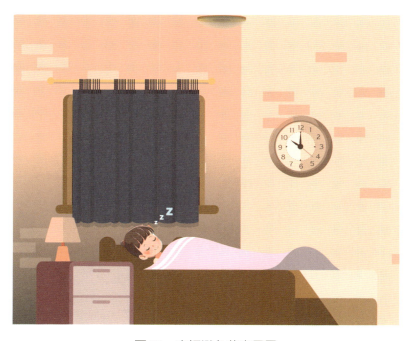

图 36　夜间避免蓝光暴露

填一填

投影仪的观看距离不小于 _____ m；看电视的距离不小于屏幕对角线距离的 _____ 倍，电脑的水平观看距离不小于 _____ cm；手机的观看距离不小于 _____ cm。

四、社区配置应齐全，亲子活动润心田

社区内合理设置绿化用地，具备一定的活动设施，适用于开展各类亲子户外活动（图37）。

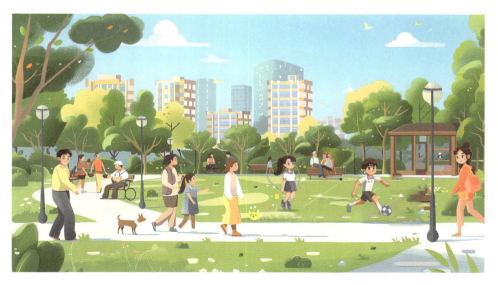

图37　社区活动

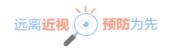

居住小区夜晚光环境应符合国家现行有关标准的规定，除指示性、功能性标识外，居民楼（区）不宜设置广告照明，居住区和步行区夜景照明灯具眩光限值、居民建筑窗户外表面照度最大允许值、夜景照明灯具朝居室方向的发光强度的最大允许值等均应按照 CJJ/T 307—2019《城市照明建设规划标准》加强规范（图 38）。

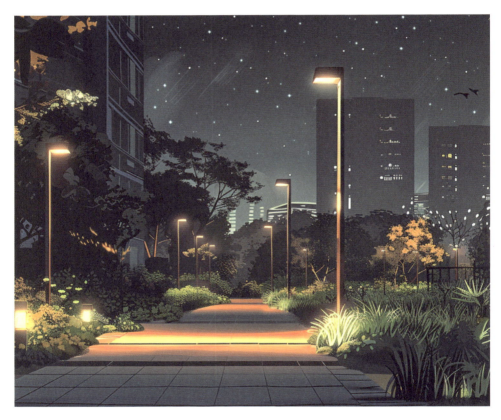

图 38　小区夜景照明

知识拓展

住宅建筑照明标准值（表4）宜符合 GB/T 50034—2024《建筑照明设计标准》

表4　住宅建筑照明标准值

房间或场所		参考平面及其高度/m	照度标准值/lx	显色指数
起居室	一般活动	水平面 0.75	100	80
	书写、阅读		300*	80
卧室	一般活动	水平面 0.75	75	80
	床头、阅读		200*	80
餐厅		餐桌面 0.75	150	80
厨房	一般活动	水平面 0.75	100	80
	操作台	台面	300*	80
卫生间	一般活动	水平面 0.75	100	80
	化妆台	台面	300*	90
走廊、楼梯间		地面	100	60
电梯前厅		地面	75	60

注：* 指混合照明照度。

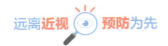

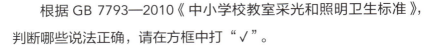

根据 GB 7793—2010《中小学校教室采光和照明卫生标准》，判断哪些说法正确，请在方框中打"√"。

☐ 教室黑板应设局部照明灯，其平均垂直照度应不低于 500lx，照度均匀度应不低于 0.8。

☐ 为了减少照明光源引起的直接眩光，教室应该采用裸灯照明。

☐ 根据学生身高和坐高，学校每学期对课桌椅高度进行 1 次个性化调整。

☐ 为了方便清晰地看黑板，应将学生的课桌集体前移，不需要考虑第一排课桌与黑板之间的距离。

第五章　日间户外 2 小时

天天户外 2 小时，活动多样不拘形；
课间时分到室外，放松大脑和眼睛；
每天每周分配好，周末补足不放松；
亲子户外共活动，有益身体和心灵。

日间户外活动 2 小时，并落实于校内校外，达到每周户外活动 14 小时，是防控近视发生发展的有效措施。按照学校组织、学生参与、家庭配合的原则，鼓励学校与家庭创造条件让儿童青少年进行户外活动，离开近距离用眼环境，"目"浴阳光，感受户外开阔视野，有利于预防近视并促进身心健康全面发展。

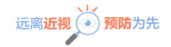

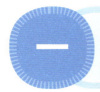

天天户外2小时,活动多样不拘形

根据《户外活动防控儿童青少年近视推荐内容等级与说明》(表5),学龄儿童日间户外活动2小时,落实于校内校外。幼儿园儿童提倡日间户外活动3小时,把更多的保育内容放在户外。

表5 户外活动防控儿童青少年近视推荐内容等级与说明

推荐内容	推荐等级	说明
校内		
大课间活动 (上学日上午1次,每次30分钟)	特别推荐	强调户外活动,不拘泥于户外活动形式
课间走出教室	推荐	
将部分室内课程放至户外开展	一般推荐	如班会课
户外体育兴趣小组	特别推荐	
校外		
走路上学	推荐	低年级学生家长陪同上学
结伴同行上学	一般推荐	学校-家长-学生配合
低年龄儿童家长陪护下户外活动	特别推荐	
完成学校布置的户外活动家庭作业	特别推荐	
家长为儿童选择户外环境下的兴趣班	一般推荐	
总体		
每周至少14 h户外活动	特别推荐	各种户外活动之和,不足部分周末补充

第五章 日间户外 2 小时

强调户外活动，不拘泥于活动形式和内容。尽量在户外上体育课，可将部分室内课程，如班会课等放至户外进行。成立户外活动兴趣小组，积极开展形式多样、内容丰富的户外活动（图 39）。

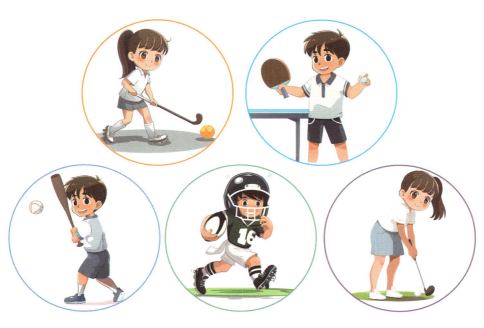

图 39 户外活动

  课间时分到室外，放松大脑和眼睛

学校上下午各安排 1 个 30 分钟的大课间活动（图 40），鼓励学生走出教室，走向户外。

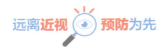

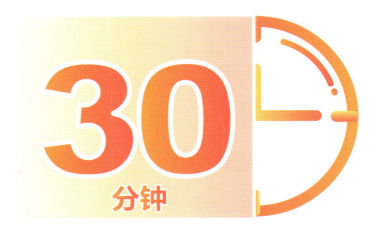

图40　30分钟

老师要及时提醒学生,班级"护眼小卫士"监督同学课间10分钟走出教室(图41)。

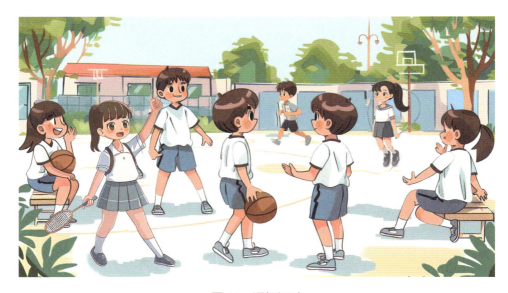

图41　课间活动

第五章 日间户外 2 小时

三　每天每周分配好，周末补足不放松

学龄儿童应每天日间户外活动 2 小时，每周达到 14 小时日间户外活动。上学日日间户外活动时间不足的部分，应在周末补上，并达到每周的日间户外活动至少 14 小时（图 42）。

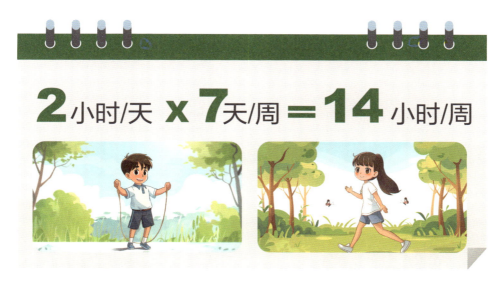

图 42　一周户外活动量

四　亲子户外共活动，有益身体和心灵

推荐儿童青少年全程或阶段性走路上学（图 43），低年级学生由家长陪同。

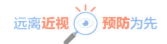

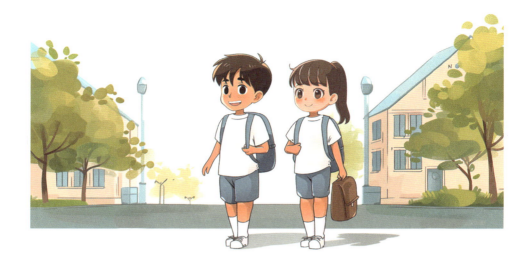

图43　走路上学

家长鼓励并积极参与孩子的课外活动，完成课外体育家庭作业，周末及节假日和孩子走到户外、走向大自然（图44）。

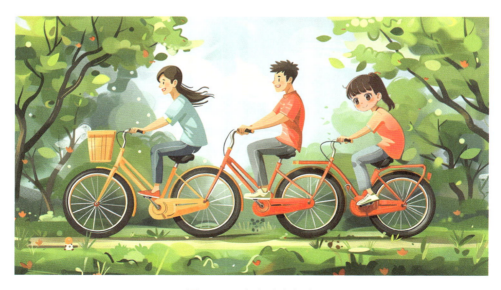

图44　一家人骑自行车

第五章 日间户外 2 小时

学校布置课外体育家庭作业，提供优质的锻炼资源，促进亲子体育锻炼（图 45）。

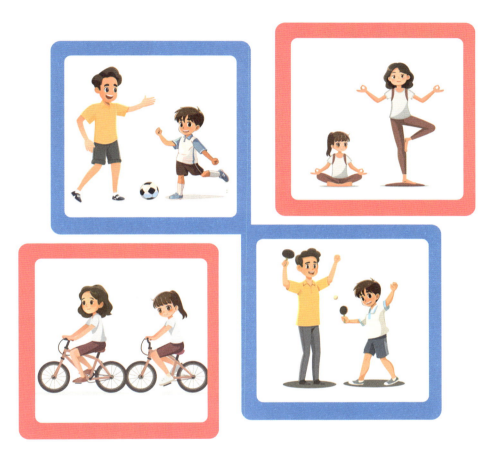

图 45 亲子体育锻炼

学校、家长、学生配合，积极探索组织学生结伴同行上学小组，增加日间户外活动时间，增进学生之间的交流，减少家长陪伴（图 46）。

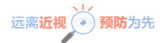

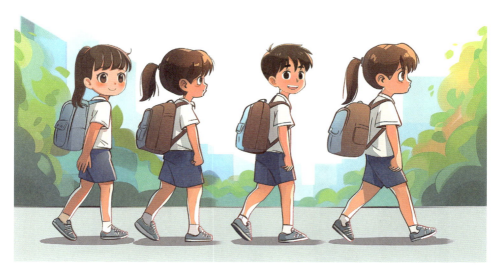

图 46　结伴同行

第六章 体育锻炼1小时

长期静坐不活动，身心健康受影响；
每天锻炼 1 小时，强身护眼更明朗；
壮骨强肌力气大，每周 3 天宜保证；
体育课程为抓手，有氧运动最应当。

从近视防控的要求看，儿童青少年每天应日间户外活动 2 小时，但从身心健康促进的要求看，儿童青少年应平均每天至少进行 1 小时的中等到高强度的身体活动，以有氧运动为主。每周至少应有 3 天进行高强度有氧运动以及增强肌肉和骨骼的运动。学校以体育课为抓手，指导学生开展体育锻炼。

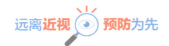 远离近视 预防为先

一　长期静坐不活动，身心健康受影响

近视、脊柱弯曲异常、超重肥胖、心理健康问题等学生常见疾病（图47），一个共性病因就是体育锻炼不足，阳光接触过少。

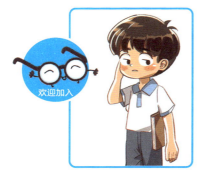
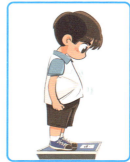
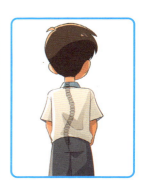

图47　学生常见疾病

二　每天锻炼1小时，强身护眼更明朗

儿童青少年应平均每天至少进行1小时的中等到高强度的身体活动，以有氧运动为主，如跳绳、跑步、游泳等（图48）。

第六章 体育锻炼1小时

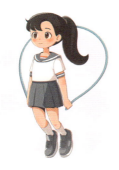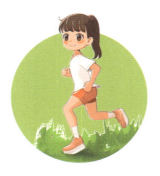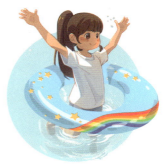

图 48 每天锻炼 1 小时

 壮骨强肌力气大，每周 3 天宜保证

每周至少应有 3 天进行高强度有氧运动以及增强肌肉和骨骼的运动，如跑步、篮球、举杠铃等（图 49）。

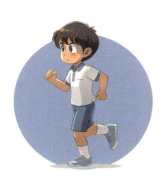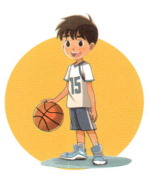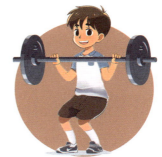

图 49 每周 3 天高强度运动

53

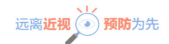 远离近视 预防为先

四　体育课程为抓手，有氧运动最应当

学校以体育课为抓手（图50），指导学生开展体育锻炼，并将日间户外体育锻炼时间纳入每天日间户外活动2小时的范围。

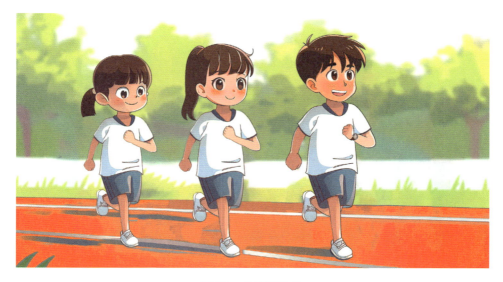

图50　体育课跑步

 知识拓展

儿童青少年体育锻炼的推荐标准

世界卫生组织推荐：
- ✓ 每天平均至少做60分钟的中高强度运动，主要是有氧运动和体育锻炼。

第六章 体育锻炼1小时

- ✓ 每周至少有3天做剧烈的有氧运动，以及增强肌肉和骨骼的运动。
- ✓ 限制久坐时间，特别是在屏幕前的娱乐时间。

中国7～18岁儿童青少年身体活动推荐：
来源：WS/T 10008—2023《7岁～18岁儿童青少年体力活动水平评价》

- ✓ 儿童青少年平均每天累计中高强度体力活动时间宜不少于70分钟，其中每天至少进行1次持续10分钟或以上的中高强度体力活动。
- ✓ 儿童青少年日常体力活动以有氧运动为基础，同时每周宜进行不少于3次的增强肌肉力量和促进骨骼健康的抗阻运动。
- ✓ 除教育部门安排的线下课堂教学和线上视频教学时间外，儿童青少年平均每天其他用途的视屏时间不宜超过2小时。

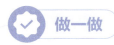

做一做

下面哪些做法是你长期坚持下来的？请在方框中打"√"。

- ☐ 有一项体育运动爱好。
- ☐ 每天进行1小时中等到高强度体育活动，以有氧运动为主。
- ☐ 每周有3天进行高强度有氧运动以及增强肌肉和骨骼的运动。
- ☐ 积极参与体育运动小组。
- ☐ 按时上体育课。
- ☐ 经常与父母或朋友一起进行体育锻炼。

第七章　视力筛查与建档

视力筛查应规范，建立档案宜趁早；
定期筛查与监测，每年两次不可少；
视力健康信息化，一人一档随籍转；
视力参数与行为，近视预测早知晓。

视力筛查是维护儿童视力健康的关键举措。应建立视力筛查制度，并及早建立个人视力健康档案。每年至少进行两次定期的视力筛查并持续监测，并通过信息化管理，实现视力健康档案随学籍转移。此外，将视力数据与孩子的日常行为习惯相结合，有助于早期预测近视发生。

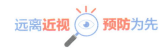

一 视力筛查应规范，建立档案宜趁早

视力筛查是保障儿童视力健康的重要手段。按照《儿童青少年近视防控适宜技术指南（更新版）》要求，规范视力筛查，及早建立儿童视力健康档案，规范记录检查内容，注重筛查建档过程的规范性，加强质控，以实行筛查后分期闭环管理。

对 0～6 岁儿童和中小学生进行定期视力检查，规范记录检查内容，建立儿童青少年视力健康档案（图 51）。有条件地区可根据情况，增加眼外观、眼位、眼球运动以及屈光发育等内容。

儿童屈光发育档案记录表

年龄	眼别	裸眼视力	矫正视力	屈光度数
7	右	5.1	/	+1.00 D
	左	5.1	/	+1.25 D
7.5	右	5.0	/	+0.50 D
	左	5.0	/	+1.00 D
8	右	4.9	5.0	−0.25 D
	左	4.9	5.0	+0.50 D
	右			
	左			

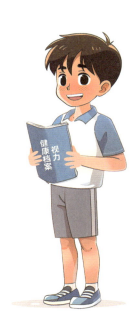

图 51　视力健康档案

第七章 视力筛查与建档

二 定期筛查与监测，每年两次不可少

建立中小学生视力定期筛查制度，开展视力不良检查，筛查频率每学年不少于 2 次（图 52）。内容包括裸眼视力、戴镜视力（如有戴镜）、非睫状肌麻痹下屈光检查、视觉健康影响因素评估，有条件地区鼓励增加眼轴长度、角膜曲率测量。通过定期的筛查和监测，可以及时发现视力不良问题，及早采取干预措施。

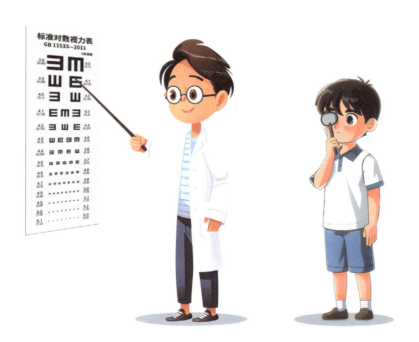

图 52　测量裸眼视力

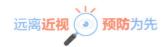

三 视力健康信息化，一人一档随籍转

借助人工智能技术提升视力筛查自动化程度，提高工作效率和提升普及率。规范记录检查内容，建立视力健康信息化管理模式（图53）。

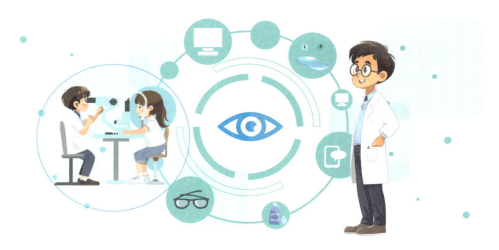

图53　档案数字化

小学应接收医疗卫生机构转来的各年度"儿童青少年视力检查记录表"等视力健康档案，确保一人一档，随学籍变化实时转移，并与中小学生视力检查衔接。

第七章 视力筛查与建档

 四 视力参数与行为，近视预测早知晓

加强科学研究，结合环境与行为风险因素、远视储备量、眼轴长度、等效球镜和遗传风险等多维度指标，建立近视风险预警模型。通过了解和分析儿童的视力参数，如近视度数、远视储备量等，同时结合儿童青少年日常生活行为习惯，如日间户外活动、用眼时间、用眼姿势、光线环境等，进行精准预测和高危预警。

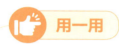

请参照"儿童青少年近视筛查结果记录表"（表6）规范记录视力筛查结果。

表6 儿童青少年近视筛查结果记录表

1. 个人基本信息

姓名：　　　　　　性别：①男；②女　　　　　年级：

出生日期：□□□□ 年 □□ 月 □□ 日

检查时间：□□□□ 年 □□ 月 □□ 日

2. 视力检查

（1）戴镜类型：

①不戴镜；②框架眼镜，配戴度数：＿＿＿＿＿＿（右），＿＿＿＿＿＿（左）；③隐形眼镜，配戴度数：＿＿＿＿＿＿（右）；＿＿＿＿＿＿（左）

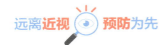

续表

(2) 视力检查结果：

眼别	裸眼视力	戴镜视力
右眼		
左眼		

(请以 5 分记录法记录) 填表人 / 医生签名：

(3) 自动电脑验光结果：

眼别	球镜	柱镜	轴位
右眼			
左眼			

其他需注明的特殊情况：

填表人 / 医生签名：

注：1. 戴镜视力指配戴自己现有的眼镜看到的视力水平。

2. "电脑验光"中"球镜"为近视或远视度数，负值为近视，正值为远视；"柱镜"为散光度数；"轴位"为散光的方向，有散光度数才会有散光轴位。

3. 本次电脑验光为非睫状肌麻痹下验光进行近视筛查，结果不具有诊断意义。

第八章 近视预警管理

视力筛查定期行，屈光变化细观察；
评估近视高风险，建立模型早预警；
远视不足需注意，家校协同助预防；
近视前期应警惕，及早发现控发展。

注重视力健康筛查，加强近视分类管理，做到早预警、早发现、早诊断。特别要关注学龄前儿童和小学生的屈光状况及远视储备量，加强科学研究，结合近视防控数据采集，建立近视风险预警模型，采取适用可行的干预措施，控制近视的发生发展，积极防控近视的重度化和并发症。

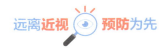

一 视力筛查定期行，屈光变化细观察

建立视力定期筛查制度，及时分析儿童青少年视力健康状况，早期筛查近视及其他屈光不正，动态观察儿童青少年不同时期屈光状态发展变化，及早识别近视的倾向或趋势（图54）。

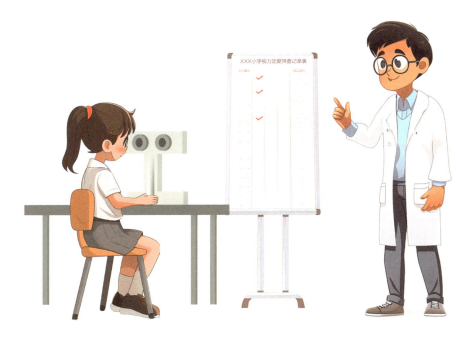

图54 视力定期筛查

第八章 近视预警管理

评估近视高风险，建立模型早预警

通过人工智能（artificial intelligence，AI）技术、大数据和云平台，结合环境与行为风险因素、远视储备量、眼轴长度、等效球镜和遗传风险等多维度指标，建立近视风险预警模型（图55），从而实现早预警、早诊断、早干预，采取适用可行的干预措施，减缓近视快速和重度化发展。

近视预警管理

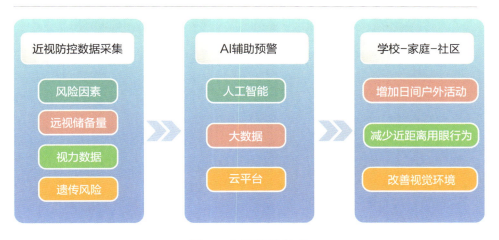

图55 近视预警管理

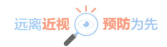

三、远视不足需注意，家校协同助预防

对视力正常但存在近视高危因素或远视储备量不足的儿童青少年（图56），建议其改变高危行为。学校、家庭、社区协同，通过多种途径增加儿童青少年日间户外活动（图57），减少近距离用眼行为，改善视觉环境。

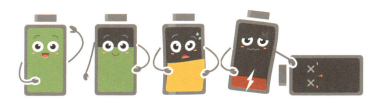

图56 远视储备量不足

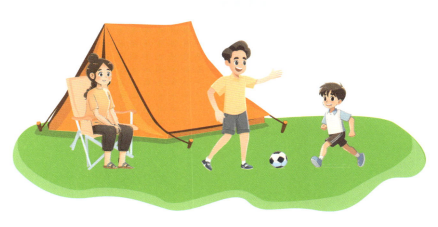

图57 增加户外活动

四 近视前期应警惕，及早发现控发展

对近视前期的儿童青少年，应当予以高危预警，重点干预，建议到专业机构接受医学验光等专业检查，及早发现并及时采取相应措施，控制和减缓儿童青少年近视的发生发展。

 想一想

哪些因素可以作为近视的预警指标？请在下面的横线上写下来。

1. _____

2. _____

3. _____

4. _____

5. _____

第九章　科学矫正视力

已患近视莫慌张，矫正良方有多条；
专业检查明度数，及时配镜要记牢；
眼镜适配是关键，遵医戴镜效果好；
定期复查不可少，视力下降镜适配。

针对已经近视的儿童青少年，家长应及时带孩子到专业机构检查矫正，遵照医生或视光师的要求给孩子选择合适度数的眼镜，遵照医嘱戴镜，并进行定期随访，以确保持续的视力矫正效果。

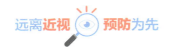

一　已患近视莫慌张，矫正良方有多条

近视一旦发生就不可逆转，但也不要过分紧张。应及时就医进行科学矫正控制。

普通单光眼镜是最常见的近视眼镜类型，设计简单，没有复杂的附加功能，经济实惠，适合各个年龄段的儿童青少年（图58）。普通单光眼镜能够将外界平行光线进行发散处理，使得光线经过眼球后的焦点能够后移重新会聚到视网膜上，从而看得清楚。然而，普通单光眼镜并不能延缓近视进展。

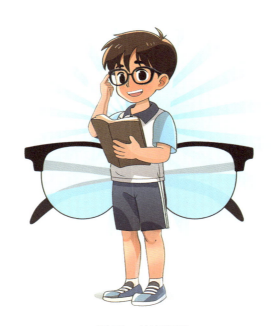

图58　单光眼镜

第九章 科学矫正视力

根据儿童青少年延缓近视进展的需求，也可以考虑其他类型的眼镜，如多点近视离焦框架眼镜（即"多区正向光学离焦眼镜"）、多焦点软镜、角膜塑形镜（OK镜）（图59）等。在选择配戴这些眼镜之前，需要进行全面的眼科检查，眼镜的验配均需要在专科医生或视光师指导下进行。

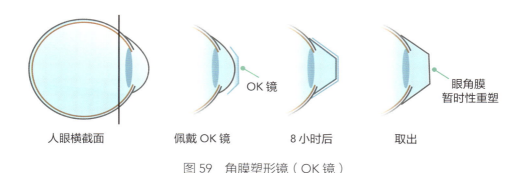

图59　角膜塑形镜（OK镜）

低浓度阿托品滴眼液，常用的浓度有 0.01%、0.02% 和 0.05% 等，是经循证医学验证能有效延缓近视进展的药物（图60）。需要注意的是，低浓度阿托品滴眼液并不是治疗近视的药物，而是用于控制近视进展的辅助手段。此外，低浓度阿托品滴眼液并不是适用于所有人群。有些人可能会出现过敏反应或不适症状。在使用过程中，需要遵循医生的建议，定期检查和调整用药方案。

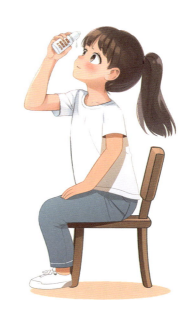

图60　低浓度阿托品滴眼液

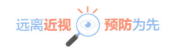

此外,中医药在儿童青少年近视防控中具有独特优势和作用,如耳穴压丸法、针刺(腹针、耳针)、穴位按摩等,应在专科医生或视光师指导下实施中西医一体化综合控制方案。

二 专业检查明度数,及时配镜要记牢

对于视力异常的儿童青少年,家长要及时带孩子到专业机构检查矫正。如专业检查后确诊近视,配戴框架眼镜(凹透镜)是矫正近视的首选方法(图61)。凹透镜能够将外界平行光线进行发散处理,使得光线经过眼球后的焦点能够后移重新会聚到视网膜上,从而看得清楚。

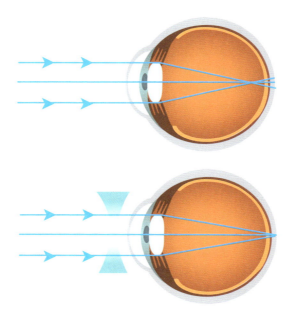

图61 凹透镜

三 眼镜适配是关键，遵医戴镜效果好

家长应遵照医生或视光师的要求给孩子选择合适度数的眼镜，并遵医嘱戴镜。此外，还需要考虑瞳距、眼镜外观、尺寸、材质等（图62）。

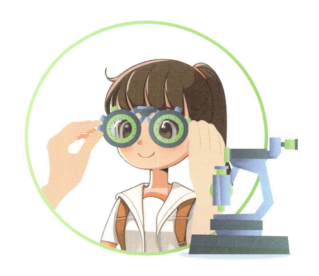

图62 配眼镜

（一）镜片与瞳距匹配

家长应带孩子在正规医院进行验光配镜。镜片的加工必须根据孩子的瞳距进行，以确保光学中心移位适当。较小的移位可以提供更舒适的配戴体验。在完成配镜后，还应进行检查，确保孩子的瞳距与镜片的光学中心数值相匹配，以确保配戴的舒适度，并达到视力矫正和视觉功能改善的效果。

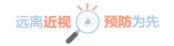

（二）尺寸

眼镜架的尺寸应该适中，既不能太大也不能太小。合适的尺寸应该根据眼窝和双眼间距来确定。此外，眼镜架不能对脸颊施加过多压力，以免导致压痕或不适感。同时，眼镜架也不应该高过眉毛或宽于脸颊。

（三）外观

眼镜架的外观应该与脸型相匹配。确保舒适度较高。考虑到儿童较为好动，建议选择眼镜腿末端可以穿入松紧带或镜绳的款式，以避免眼镜滑落或对鼻梁施加过多压力的情况。

（四）材质

眼镜架的材质应结实耐用、防断裂且轻盈。硅胶材料镜架适用于学龄前儿童，其特点是不易变形，具有良好的防滑性能，配戴舒适。树脂镜架适用于学龄儿童，其特点是轻便，配戴时不会影响儿童鼻骨发育，适合频繁更换眼镜的发育期儿童。纯钛镜架适用于青少年，其特点是不容易褪色，耐腐蚀，舒适度高，不易对皮肤产生刺激或引起过敏。

（五）特殊近视眼镜的选择

1. 高度近视眼镜

对于高度近视的儿童青少年，建议选择稍小尺寸的镜架。高度近视的镜片周边厚度较大，选择稍小的镜架可以在加工时去除厚边，从而增加美观度，并减轻眼镜的重量，同时确保良好的视觉成像效果。

2. 运动近视眼镜

运动近视眼镜首要考虑安全。聚碳酸酯（polycarbonate，PC）镜片抗冲击性强，遇到撞击后不易破碎。因此，运动近视眼镜应首选抗冲击性好的树脂镜片和树脂镜架。镜腿上的松紧带绕在脑后以确保固定良好。游泳时则可购买带有处方镜片的游泳护目镜。

四 定期复查不可少，视力下降镜适配

对于戴镜视力正常者，每 3～6 个月到医疗机构检查裸眼视力和戴镜视力。如果戴镜视力下降，则需在医生指导下确定是否需要更换眼镜，进行个性化的有效干预和防控。

连一连

不同年龄段儿童青少年更适合哪种材质的镜架呢，主要原因是什么呢？来匹配起来吧！

学龄前儿童	树脂镜架	防滑
学龄儿童	硅胶材料镜架	轻便
青少年	纯钛镜架	不易过敏

远离近视 预防为先

> **想一想**

请判断下列做法是否正确？请在方框打"√"或"×"。

1. 近视一旦发生就不可逆转，应及时就医进行科学矫正控制。（ ）
2. 近视矫正首选框架眼镜（图63）。（ ）

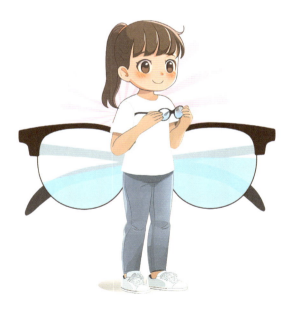

图63 框架眼镜

3. 戴眼镜会增加近视度数。 （ ）
4. 近视人群平时没有必要可以不戴近视眼镜。 （ ）
5. 可以根据孩子喜好选择低浓度阿托品滴眼液、多点近视离焦框架眼镜（即"多区正向光学离焦眼镜"）、多焦点软镜、角膜塑形镜等控制近视进展（图64）。 （ ）

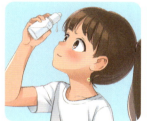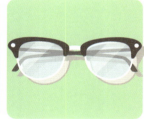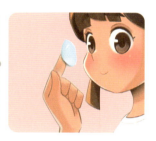

图 64 近视矫正

6. 戴镜视力正常，也应该定期到医疗机构检查视力。如戴镜视力下降，应及时更换眼镜。 （ ）

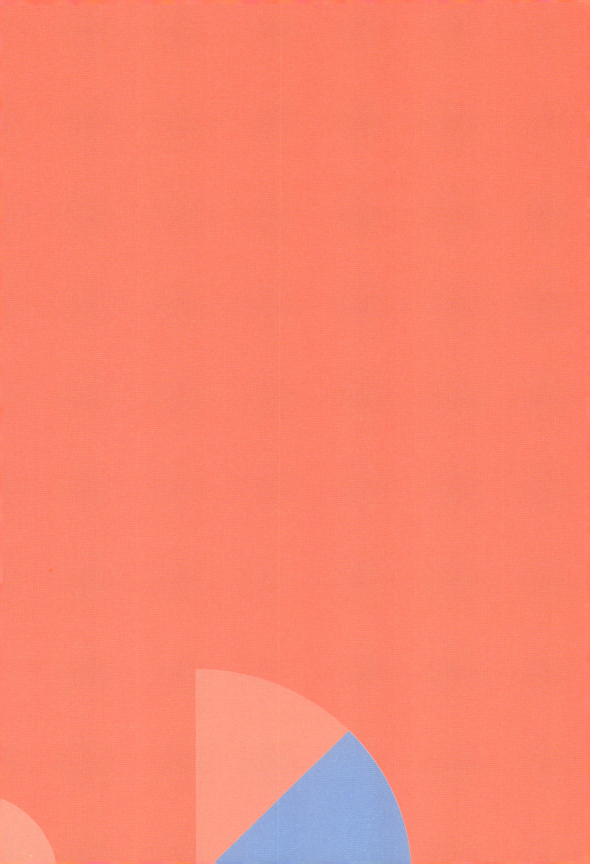

第十章 近视重度化与并发症预防

发病快速年龄早，遗传环境同时找；
低度近视进展快，高度近视来侵扰；
高度近视病理化，并发症状早防牢；
及时诊治遵医嘱，矫治干预不能少。

根据近视分期开展相应的干预措施，降低近视快速发展的风险。低度近视者要防控近视快速进展，高度近视者要降低致盲风险。专业机构在筛查儿童青少年视力时，发现高度近视及进展快速的情况应及时提供转介服务，以实现公共卫生预防与临床矫治的融合。

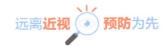

一、发病快速年龄早，遗传环境同时找

对近视发生年龄早或近视发展速度快的儿童青少年，应结合遗传因素、环境与行为因素评估近视风险。针对风险因素及时纠正，同时专科医生要对症采用光学干预、药物控制或中医药方法减缓近视进展。

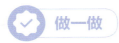

请根据实际情况，在相应空白处填写答案，评估近视风险因素。

1. 父母近视情况：☐ 均不近视；☐ 一方近视；☐ 双方均近视
2. 平时每天日间户外活动时间：_____小时
3. 平均每天玩电子产品时间，包括电视、电脑、平板电脑、手机、游戏机等：_____小时
4. 平均每天做眼保健操次数：_____次
5. 长时间近距离用眼后是否会通过远眺/轻微活动/户外活动/做眼保健操等放松眼睛？☐ 经常；☐ 偶尔；☐ 几乎不
6. 平均每晚睡眠时间：_____小时

第十章 近视重度化与并发症预防

二　低度近视进展快，高度近视来侵扰

近视发生的年龄越小，近视进展的速度越快。低度近视如果不进行有效的控制和管理，近视度数会逐渐增加，进而转变为高度近视，即近视600度以上（图65）。

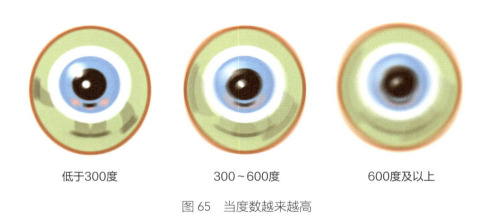

低于300度　　　300～600度　　　600度及以上

图65　当度数越来越高

三　高度近视病理化，并发症状早防牢

高度近视不单纯是近视度数高，还容易引起飞蚊症、黄斑变性、青光眼、视网膜脱离、白内障等并发症（图66）。

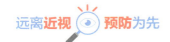

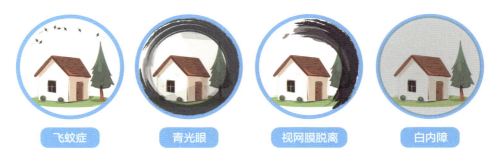

图 66 高度近视并发症

高度近视可能会导致眼底发生病变，造成不可逆性视力损伤甚至会致盲（图 67）。

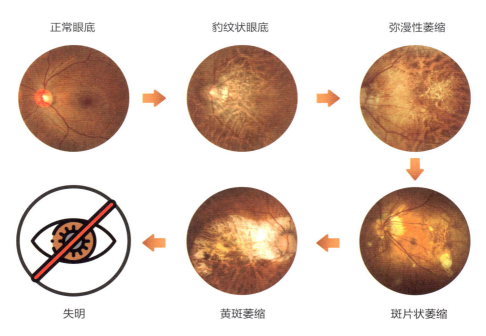

图 67 高度近视眼底病变进展过程

对于存在眼底病理改变和其他并发症的儿童青少年，家长要及时带孩子到专业医疗机构经专科医生诊治（图 68）。

第十章 近视重度化与并发症预防

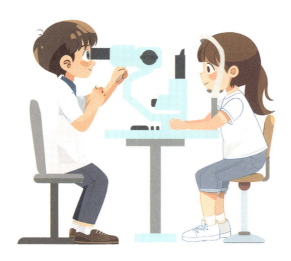

图 68　检查眼睛

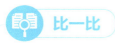

正常眼睛与并发症眼睛有什么不同呢（图69）？

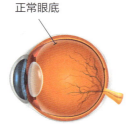

正常眼底

视网膜紧密贴合

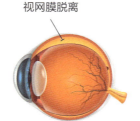

视网膜脱离

神经上皮层与色素上皮层分离

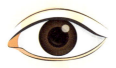

正常眼

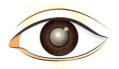

白内障

图 69　正常眼睛与并发症眼睛比较

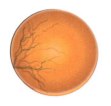
正常眼底

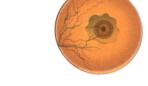
黄斑变性

图 69（续）

四 及时诊治遵医嘱，矫治干预不能少

对近视发生年龄早或近视发展速度快的儿童青少年，专科医生要对症采用光学干预、药物控制或中医药方法减缓近视进展。

（一）光学干预

1. 角膜塑形镜

角膜塑形镜是一种特殊设计的硬性角膜接触镜，也被称为OK镜。它采用高透氧材料制成，通过夜间配戴时轻微改变角膜形状，使得白天摘下镜片后，角膜形状仍能维持一段时间，从而达到矫正视力的效果（图70）。适合年龄8岁以上，近视度数最好在600度以下的近视人群。晚上睡觉前配戴，白天取下。

第十章 近视重度化与并发症预防

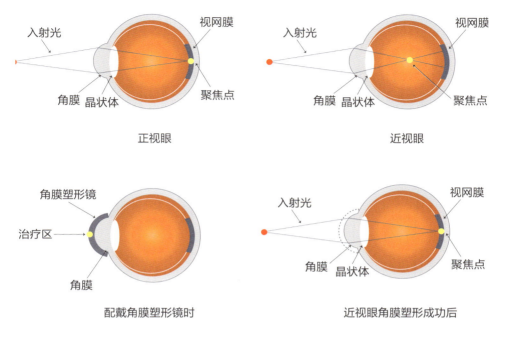

图 70 角膜塑形镜矫正过程

角膜塑形镜是一种物理性的矫正方式，不需要通过手术来改变角膜曲率，因此风险较低。停止配戴角膜塑形镜后，角膜形状会逐渐恢复到原来的状态，因此不会对眼部造成不可逆的损伤。夜间配戴角膜塑形镜后，白天可以摘下镜片，享受清晰的裸眼视力。角膜塑形镜可以有效控制近视度数的增长，对于儿童青少年来说，具有较好的近视防控效果。

2. 硬性接触镜

也被称为硬性透气性接触镜（rigid gas permeable contact lens，RGPCL），是一种由疏水材料制成的硬性角膜接触镜（图 71）。硬性接触镜采用疏水材料制成，透氧性较高，可以

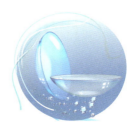

图 71 RGP

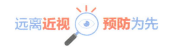

有效减少眼部缺氧的情况，降低并发症的发生风险。与软性接触镜不同，硬性接触镜的质地较硬，透氧性较高，使用寿命较长，不易变形和损坏。适用于近视性屈光参差或高度近视的儿童青少年。白天配戴，晚上睡觉取下。

3. 多点近视离焦框架眼镜（即"多区正向光学离焦眼镜"）

多点近视离焦框架眼镜是一种特殊的眼镜，其设计原理是中央区有清晰的单焦光学区，在镜片周边利用紧密排列的微透镜产生周边视网膜近视性离焦，从而可能延缓近视进展（图72）。

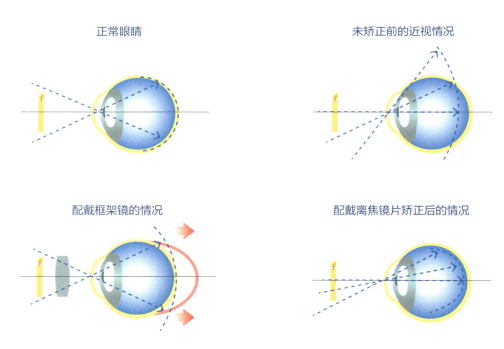

图72 多点近视离焦框架眼镜矫正

为了达到最佳的近视控制效果，多点近视离焦框架眼镜需要全天配戴，包括上学、放学、户外活动等各种场景，睡觉时应取下眼

第十章 近视重度化与并发症预防

镜。配戴多点近视离焦框架镜后,需要定期到专业的眼科医院进行复查,以跟踪近视度数的变化以及眼镜的适配情况。在使用多点近视离焦框架镜的同时,还需要注意保持良好的用眼习惯。

4. 多焦点软镜

多焦点软镜是一种特殊设计的软性角膜接触镜,也称为"离焦软镜"。它的设计原理是基于周边离焦技术,通过在镜片上采用不同的光学区域,使得中央视觉区域产生清晰的成像,而周边区域则产生近视性离焦,从而达到控制眼轴增长、延缓近视发展的效果。

多焦点软镜没有年龄的要求,更满足低年龄段儿童对近视防控的需求。多焦点软镜采用高亲水、高透氧的离子材料,配戴起来更加舒适,无明显的异物感。多数采用日抛型设计,使用方便,减少了感染的风险。然而,多焦点软镜并不适合所有人群,如高度近视、角膜形态异常等情况下可能不适合配戴。

(二)药物控制

低浓度阿托品滴眼液可以用来控制近视的过快发展,但不是所有人都适用,需在专业医生指导下用药(图73)。使用中如果出现严重的脸颊发热、口干、眼睛肿胀、恶心、呕吐等情况,应立即停用并及时就医。

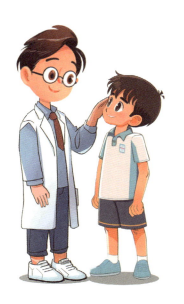
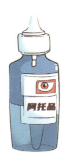

图73 药物控制

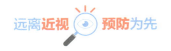

（三）中医药方法

应充分发挥中医药在儿童青少年近视防控中的优势和作用，制订实施中西医一体化综合控制方案。目前常见方法如耳穴压丸法、针刺（腹针、耳针）、穴位按摩（图74）等，均需要在正规医疗机构进行，同时要结合儿童青少年的接受能力和依从性。

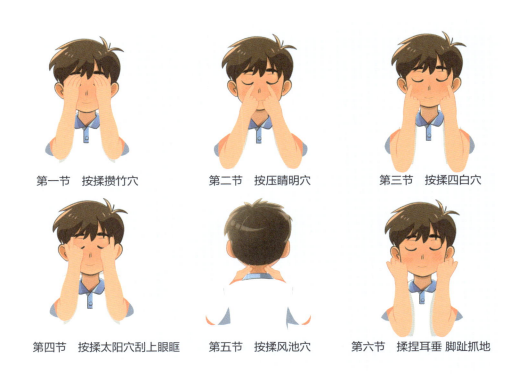

图74　一组眼保健操合集

家长应到正规医疗机构，在专科医生或视光师指导下选择适合孩子的矫治措施，并遵医嘱使用。

第十章 近视重度化与并发症预防

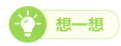

想一想

近视控制的方法具体有哪些?

分类	具体方法

55检